AF220191

Babys erstes Jahr

Das Baby Buch für die ersten 12 Monate voller Freude, Harmonie und Liebe

Anne Döring

Alle Ratschläge in diesem Buch wurden sorgfältig erwogen und geprüft. Eine Garantie kann dennoch nicht übernommen werden. Eine Haftung des Autors beziehungsweise des Verlags für jegliche Personen-, Sach- und Vermögensschäden ist daher ausgeschlossen.

INHALTSVERZEICHNIS

Das erwartet Sie in diesem Buch

Herzlichen Glückwunsch! Sie haben Ihr Baby geboren. Ein anstrengender Teil liegt hinter Ihnen. Voller Aufregung und Hoffnung blicken Sie in die Zukunft. Was erwartet Sie mit Ihrem Baby? Was für einen Menschen haben Sie geboren? Wie ändert sich das Leben mit Baby? Lauter Fragen, die Ihnen seit Monaten im Kopf herumschwirren. Dieses Buch behandelt die ersten zwölf Lebensmonate mit Ihrem Kind. Dabei werden die größten Entwicklungsschritte und die damit einhergehenden Probleme beleuchtet. Dabei sollten Sie bedenken, dass das Wichtigste im Umgang mit Ihrem Baby Ihr Mutterinstinkt ist. Verlassen Sie sich auf Ihr Bauchgefühl! Auch beliebte Themen wie Schlaf und Ernährung werden kurz umrissen. Ich wünsche Ihnen viel Spaß mit diesem Buch und ein Jahr voller wundersamer Entdeckungen und Erfahrungen. Sie werden die Welt noch mal mit neuen Augen betrachten. Genießen Sie es!

Das Baby ist da – Der erste Lebensmonat

Ihr Baby ist da. Sie haben eine einzigartige Geburt hinter sich gebracht. Was passiert in den ersten vier Wochen mit Ihrem Baby? Sie werden nun merken, dass der Spruch „Sie tragen Ihr Herz ab sofort außerhalb Ihres Körpers" definitiv passt.

ENTWICKLUNG DER SINNE

Alles, was an Spielzeug und Kuscheltieren für das Baby gekauft wurde, können Sie erst mal getrost in der Kiste lassen. Das Wichtigste, was Ihr Baby nun benötigt, ist Liebe, Liebe und Liebe. Die Berührungen und die Geborgenheit, die dem Kind nun entgegengebracht werden, sind die spätere Grundlage für Ihre Eltern-Kind-Bindung und das sogenannte gesunde Urvertrauen. Auch, wenn viele, vor allem die älteren Generationen, darauf hinweisen, dass man das Baby nicht verwöhnen soll, ist dies nicht möglich. Durch Liebe und Nähe wird kein Kind verwöhnt. Die Nähe wird das Baby durch den Tastsinn aufnehmen. Dieser Sinn spielt in den ersten Wochen daher die größte Rolle.

Es ist für das Baby eine große Umstellung vom Leben in der Gebärmutter und dem Leben außerhalb des Körpers der Mutter. Das Baby wird sich in den ersten Tagen von der anstrengenden Geburt erholen. Man darf dabei nicht vergessen, dass alles neu für das Baby ist. Es war von einer schützenden Hülle umgeben und befindet sich auf einmal in einer kalten, hellen und vollkommen anderen Welt. In diesen ersten Minuten strömen die Geräuschkulisse und der Umgebungsgeruch bzw. der Geruch der Mutter auf das Baby ein.

Sobald Ihr Baby bei Ihnen auf der Brust liegt, wird es automatisch durch den Geruch zur Brust hingezogen. Dabei arbeiten schon alle Sinne des Babys.

Neugeborene haben bereits einen starken Geschmacks- und Geruchssinn. Durch das Trinken des Fruchtwassers haben sich die Babys bereits einen eigenen Geschmack antrainiert. Das Baby kann in der zweiten Lebenswoche Eltern und auch die Geschwister am Geruch erkennen. Für das Baby ist es leichter, wenn die Bezugspersonen am Anfang auf stark riechende Parfums, Duschgels oder Cremes verzichten.

Bereits im Bauch der Mutter hat das Baby gelernt, verschiedene Stimmen zu unterscheiden. Dies geschieht ungefähr in der 23. Schwangerschaftswoche. Sie sind daher schon in der Lage, Stimmen von Personen, die sie während der gesamten Schwangerschaft gehört haben, wiederzuerkennen. Auch häufig gespielte Musik erkennt das kleine Baby wieder. Das können Sie einsetzen, um das Baby zu beruhigen.

Bei dem Sehsinn handelt es sich um den nach der Geburt am schlechtesten entwickelten der fünf Sinne. Säuglinge können in den ersten Wochen nur Dinge erkennen, die sich nah (ca. 20 cm) vor ihren Augen befinden. Zum Beispiel das Gesicht der Mutter beim Stillen oder beim Flasche-Geben. Daher prägen sich die

Neugeborenen die Gesichter derer, die sie füttern, am schnellsten ein. Gesichter und Gegenstände, die sich nah an den Augen befinden, können in der ersten Zeit bereits kurz fixiert werden. Dies ist allerdings auch sehr anstrengend für das Baby, da die Augenmuskulatur einfach noch nicht entsprechend entwickelt ist.

Die Sinne werden am besten durch Kuscheln, Singen, Sprechen und die Babymassage angesprochen und entwickelt. Für Babymassagen werden Kurse angeboten. Fragen Sie dazu am besten Ihre Hebamme.

WACHSEN

Die Hauptaufgabe und die größte Entwicklung in den ersten Wochen sind das Wachsen. Die Ärzte und Hebammen werden daher immer das Gewicht und die Größe bestimmen, da es sich hierbei um ein wichtiges Indiz handelt, ob das Kind gesund ist. Im Krankenhaus wird dies täglich überprüft und festgehalten. Zu Hause übernimmt die Nachsorgehebamme diesen Job. Aber auch Eltern können in der ersten Zeit das Kind wiegen. Dazu einfach mit dem Baby auf die Waage steigen und prüfen, ob es zugenommen hat. Bitte nicht in Panik verfallen, wenn das Gewicht des Babys in den ersten Tagen nach der Geburt sinkt. Es ist völlig normal, dass

Babys ca. 10 % ihres Geburtsgewichtes verlieren. Jedoch sollte das Geburtsgewicht nach sieben bzw. allerspätestens nach vierzehn Tagen wieder erreicht sein. Ist dies nicht der Fall, muss das Baby unbedingt dem Kinderarzt vorgestellt werden. Man kann ungefähr davon ausgehen, dass Babys in den ersten Wochen ungefähr 150 g pro Woche zunehmen.

DAS BABY VERSTEHEN

Besonders bei Ersteltern stellt sich die Frage: „Woher weiß ich, was das Baby will?" Hier weise ich noch einmal ausdrücklich darauf hin, dass man sich in erster Linie immer auf seinen Instinkt verlassen sollte und nicht auf die Antworten der Suchmaschinen im Internet. Als Eltern lernt man schnell, die unterschiedlichen Geräusche beim Baby zu deuten. Das kann ein Gesichtsausdruck sein, das Schreien oder auch einfach die Bewegungen, die das Baby macht. Theoretisch gibt es nur fünf Fälle, was ein Baby benötigt:

-Milch

-neue Windel

-Nähe

-Beschäftigung

-Schlaf.

Am Anfang hilft es einfach, Punkt für Punkt „abzuarbeiten". Hat das Baby keinen Hunger, hat es vielleicht eine volle Windel. Ist dies auch nicht der Fall, will es vielleicht einfach auf den Arm und die Nähe der Eltern spüren. Dies fällt zeitgleich unter den Punkt Beschäftigung. Hierbei reicht es schon aus, wenn die Eltern dem Baby etwas vorsingen oder es massieren. Weint es weiter, kann es sein, dass das Neugeborene einfach müde ist. Am besten schläft das Baby, wenn es nicht überreizt wurde. Daher in den ersten Wochen unbedingt darauf achten, dass man das Kleine nicht mit Besuchen und Fahrten zu Verwandten und Babykursen überfordert.

Man darf nicht vergessen, dass sich die Kleinen nicht anders äußern können als durch Weinen oder Schreien.

REFLEXE

Die Babys werden mit einer Menge an Reflexen geboren. Dies dient zum Überleben der kleinen Säuglinge. Bevor daraus gezielte Bewegungen werden, wird das Baby nur mit Reflexen agieren. In den ersten vier Wochen ist der Moro-Reflex der ausgeprägteste. Dieser wird auch oft als Schreckreflex bezeichnet. Die Arme werden ruckartig zur Seite ausgebreitet und die Finger werden abgespreizt. Plötzliche Bewegungen, laute Geräusche oder helles Licht können den Moro-Reflex auslösen. Auch das eigene Schreien des Babys kann diesen auslösen.

Nach dem Moro-Reflex ist der Saugreflex der am stärksten ausgeprägte Reflex. Dieser ist zum Füttern unverzichtbar. Der Saugreflex wird auch ausgelöst, wenn Sie Ihren Finger gegen den Gaumen des Babys drücken. Der Saugreflex wird nach und nach immer mehr durch Nuckel-Bewegungen abgelöst, die vom Baby selbstständig gesteuert werden können.

Auch ein Suchreflex ist am Anfang bei den Neugeborenen vorhanden. Dieser wird durch sanftes streicheln der Wangen ausgelöst. Das Baby wird den Kopf wenden und mit geöffnetem Mund eine Nahrungsquelle, also Ihre Brust oder die Flasche, suchen.

Der Schluckreflex sorgt dafür, dass Babys nach der Geburt trinken können. Dieser Reflex wurde bereits im Bauch der Mutter gelernt, da Ungeborene das Fruchtwasser der Mutter schlucken. Der Würgereflex verhindert, dass sich die Neugeborenen verschlucken.

Sobald man seinen Finger in die Hand des Neugeborenen legt, wird dieser festgehalten. Hierbei handelt es sich um den Greifreflex. Bei Berührungen der Fußunterseite werden die Zehen eingerollt. Dies stammt noch aus den Anfängen der Menschheit, als Babys sich mit Händen und Füßen an ihre Mütter geklammert haben.

ENTWICKLUNG

Was kann das Baby nach den ersten vier Wochen bereits, außer die oben beschrieben Dinge, die seit der Geburt vorhanden sind? Als Eltern denkt man oft, außer zu schlafen, zu essen und die Windel zu füllen, passiert nicht viel. Dabei hat das Baby in den ersten vier Wochen bereits gelernt, den Kopf einige Sekunden selbst zu halten, wenn es auf dem Bauch liegt. Auch kann der Kopf bereits gedreht werden. Das Baby kann blinzeln und die Zunge herausstrecken. Oft grinst es vor sich hin, dies ist das sogenannte Engelslächeln. Es geschieht jedoch noch unbewusst. Ebenso hat sich das Neugeborene optisch stark verändert. Es ist nicht mehr schrumpelig, sondern hat eine glatte Haut und riecht wunderbar nach Baby.

HERAUSFORDERUNGEN IM ERS-TEN LEBENSMONAT

Die Herausforderungen im ersten Lebensmonat sind genauso unterschiedlich wie die Kinder. Oft zählt die Verunsicherung, gerade beim ersten Kind, mit zu den größten Herausforderungen in den ersten vier Wochen. Vertrauen Sie hier auf Ihren Instinkt. Sie sind die Mutter und Sie wissen am besten, was Ihr Baby gerade benötigt. Lassen Sie sich nicht durch andere Personen verunsichern. Hören Sie sich die Ratschläge anderer Personen an und handeln Sie so, wie Sie denken!

Auch der fehlende Schlaf darf nicht unterschätzt werden. Oft haben gerade in den ersten Wochen die Neugeborenen noch keinen Tag-Nacht-Rhythmus. Auch das muss ein Baby erst lernen. Hilfreich ist, wenn der Vater die erste Zeit zu Hause bleiben kann. Dieser darf dann gern mal das nächtliche Wickeln überneh-men. Sofern Sie nicht stillen, ist es auch hilfreich, wenn man sich nachts abwechselt mit dem füttern. Den Spruch „Schlaf, wenn dein Baby schläft!" sollte man hierbei unbedingt ernst nehmen. Dies ist beim ersten Kind noch möglich, daher unbedingt so umzusetzen. Der Haushalt kann und darf in dieser Zeit einfach mal warten. Wie man sein Baby an den Tag-Nacht-Rhythmus gewöhnen kann, lesen Sie in Kapitel zwei.

Viele Mütter berichten von Stillproblemen. Auch diese sind von Frau zu Frau unterschiedlich. Unter Stillproblemen fallen folgende Fälle:

-     wunde/rissige/blutige Brustwarzen
-     das Baby „dockt" nicht korrekt an
-     Knoten in der Brust
-     zu wenig Milch
-     zu viel Milch
-     Milchstau
-     Schmerzen beim Stillen.

Da diese so unterschiedlicher Natur sein können, kann ich nur empfehlen, sich an die Hebamme zu wenden bzw. an extra ausgebildete Stillberaterinnen. Hier werden Sie zu diesem Thema fündig: https://www.laleche-liga.de. Bei den LLL-Stillberaterinnen finden Sie sowohl fachliche als auch emotionale Unterstützung. Es handelt sich hierbei um eine internationale, als gemeinnützige Fachorganisation anerkannte Beratung. Der Verein ist seit 1977 in Deutschland eingetragen.

Der zweite Lebensmonat

D ie ersten vier Wochen sind überstanden. Wie schnell gingen Sie um. Man sagt nicht umsonst, dass man diese Zeit unglaublich genießen soll. Auch im zweiten Lebensmonat passiert sehr viel bei Ihrem Baby. Ihr Baby ist ab diesem Zeitpunkt kein Neugeborenes mehr, sondern ein Säugling.

DAS ERSTE LÄCHELN

Mittlerweile haben Sie schon in den meisten Situationen verstanden, wann das Baby was will. Der Säugling kann mittlerweile schon aktiv lächeln, wenn Sie es anlächeln. Dies ist ein wunderschöner Moment für die Eltern und belohnt Sie für die manchmal anstrengende erste Zeit. Man sagt nicht umsonst, dass mit dem Lächeln des Babys alles verziehen und vergessen ist. Das Baby macht durch das Lächeln deutlich, dass es seine Eltern erkennt. Manche Säuglinge machen auch durch freudiges Strampeln klar, dass sie die Person vor sich erkannt haben. Einige Babys reagieren bereits jetzt unterschiedlich auf die verschiedenen Personen bzw. reagieren auf Fremde nicht mit einem Lachen.

Sollte Ihr Baby Sie jetzt noch nicht anlachen, keine Panik. Babys entwickeln sich unterschiedlich und manche brauchen einfach ein bisschen länger für das erste Lachen. Manche Babys können durch Kuscheln, sanftes Kitzeln oder auch einfach durch Ansprechen dazu angeregt werden. Probieren Sie einfach aus, was Ihrem Baby gefällt.

DIE ERSTEN LAUTE

Mittlerweile ist Ihr Baby bereits in der Lage, lustige gurgelnde und glucksende Geräusche von sich zu geben. Je mehr Sie sich mit dem Baby beschäftigen, umso eher können Sie ihm ein Geräusch entlocken. Sprechen

Sie mit Ihrem Kind und reagieren Sie auf die Laute, dies es von sich gibt. Gerade das Wickeln lädt zu ausführlichen Gesprächen ein. Erklären Sie Ihrem Baby, was Sie gerade tun. Auch, wenn der Säugling es nicht versteht, fällt dies eindeutig unter den Bereich Zuwendung. Das Baby fühlt sich geliebt und verstanden und beruhigt sich dadurch.

BESCHÄFTIGUNG

Die meiste Zeit des Tages, wenn sie nicht mit schlafen beschäftigt sind, beobachten die Kleinen die Welt. Dies funktioniert hervorragend aus der Babywippe heraus. Oft muss man die Wippe nur in eine andere Richtung drehen und schon ist das Baby erst mal wieder eine Zeit lang beschäftigt. Gerade am Anfang ist nicht jede Wippe für jedes Alter geeignet, bitte achten Sie daher darauf, dass Ihre Wippe bereits jetzt eingesetzt werden kann.

Wenn Sie Ihrem Baby eine Rassel oder ein Spielzeug vor das Gesicht halten, kann es dieses mittlerweile mit den Augen verfolgen und fixieren. Zu den einzelnen Gegenständen lassen sich wunderbare Geschichten erzählen.

Eine weitere Beschäftigung ist das Befühlen verschiedener Stoffe. Mittlerweile hat Ihr Baby schon gelernt, Gegenstände einige Zeit festzuhalten. Besonders Rasseln eignen sich nun dafür.

Viele Eltern bieten Ihren Kindern nun bereits Spielbögen zur Beschäftigung an. Dort können die Kleinen die verschiedenen Farben und Formen wahrnehmen und ertasten. Auch Spielzeug mit Tönen ist nun sehr beliebt, da dadurch das Hören gefördert wird. Bitte unbedingt beachten, dass diese Geräusche nicht laut sind. Um die Lautstärke etwas zu verringern, kann man die Geräuschquelle am Spielzeug mit Tesafilm abkleben. Über dem Wickeltisch bietet sich ein Mobile zur Beobachtung an. Dadurch sind gerade Kinder, die sich nicht gern wickeln und anziehen lassen, erst mal beschäftigt und abgelenkt.

ENTWICKLUNG

Ihr Baby ist mittlerweile ein richtiges Baby geworden und sieht nicht mehr aus wie ein Neugeborenes. Es kann sich schon relativ gerade halten, wenn es hochgehoben wird. Manche Babys können sich bereits jetzt zur Seite drehen. Dabei müssen Sie unbedingt darauf achten, dass es nirgendwo herunterfallen oder sich anderweitig verletzen kann. Am besten legen Sie Ihr Baby auf eine Decke auf den Boden oder in einen Laufstall. Die Bewegungen sind mittlerweile schon viel flüssiger als noch vor vier Wochen. Ebenso öffnen sich so langsam die Hände, das ist dadurch erkennbar, dass das Baby die Hände nicht mehr ständig zur Faust ballt. Es beginnt nun langsam, den eigenen Körper wahrzunehmen.

Viele Babys haben im zweiten Lebensmonat bereits vier längere Schlafphasen an einem Tag. Es ist normal, wenn sich das Baby nachts ein- bis zweimal meldet. Ebenso normal ist es aber auch, wenn es sich viermal pro Nacht meldet. Man darf nie vergessen, dass jedes Kind einzigartig ist und sich unterschiedlich entwickelt.

DER ABENDLICHE SCHLAF

Wie bereits im ersten Kapitel unter Herausforderungen erwähnt, haben Babys am Anfang noch keinen Tag- und Nachtrhythmus. Dies führt häufig dazu, dass die Kleinen tagsüber selig vor sich hin schlummern und zum Abend und in der Nacht richtig munter werden. In den ersten Monaten schlafen Babys durchschnittlich 16–18 Stunden. Dieser Schlaf ist gleichmäßig auf ca. fünf verschiedene Schlafphasen verteilt. Bitte hierbei wieder das individuelle Kind betrachten. Es kann sein, dass Ihr Baby nur zweimal am Tag schläft, dafür aber länger. Genauso gut kann es sein, dass Ihr Baby 20 Stunden schläft. Einige schlafen schon früh durch, andere werden nachts alle zwei Stunden wach. Wieder andere Babys schlafen in den ersten sechs Monaten durch und werden dann plötzlich jede Nacht wach. Alles ist in diesem Fall normal.

Trotzdem wünscht man sich als Eltern, abends irgendwann „Feierabend" zu haben. Damit dies schnellstmöglich gelingt, ist es wichtig, am Abend Rituale einzuführen. Wichtig zu wissen ist, dass Babys sich nicht dazu entscheiden einzuschlafen, sondern vom Schlaf übermannt werden. Sobald Sie Müdigkeitsanzeichen bei Ihrem Baby feststellen, sollte mit dem Zu-Bett-geh-Ritual angefangen werden. Müdigkeitsanzeichen bei Säuglingen sind unkoordinierte Bewegungen, sie drehen den Kopf immer wieder weg oder sie fangen an, sich die Augen zu reiben.

Der Ablauf zum Einschlafen sollte sich immer gleich gestalten. Dieser kann zum Beispiel so aussehen, dass das Kind gewaschen oder gebadet wird. Anschließend wird die Windel gewechselt und der Schlafanzug angezogen. Danach gehen Sie in den Raum, wo das

Baby schläft, schließen die Jalousien, schalten das Nachtlicht ein und geben dem Kind evtl. noch einmal etwas zu essen oder kuscheln ausgiebig. Danach legen Sie das Baby in das Bettchen. Bitte beachten Sie, dass dies nur ein Beispiel ist. Wie genau das Abendritual aussehen kann, können Sie ganz selbst entscheiden. Wichtig ist nur, dass der Ablauf jeden Abend gleich ist! Auch ist es am Anfang hilfreich, wenn es immer zur gleichen Zeit stattfindet.

So schaffen Sie eine Umgebung, die dem Baby ein Gefühl von Nähe und Vertrautheit vermittelt. Mit der Zeit wird das Baby diesen Ablauf erkennen und fühlt sich so sicher und ruhiger. Umso ruhiger Sie diesen Ablauf gestalten, umso eher wird das Baby einschlafen.

HERAUSFORDERUNGEN IM ZWEITEN LEBENSMONAT

Mittlerweile haben Sie wahrscheinlich die ersten Unsicherheiten im Umgang mit Ihrem Baby abgelegt. Auch die Stillprobleme werden jetzt hoffentlich weniger. Sollte dies nicht der Fall sein, unbedingt noch einmal mit der Hebamme oder einer Stillberaterin sprechen. Diese kann Ihnen am besten weiterhelfen.

Sollten Sie nun feststellen, dass Ihr Kind oft und lange schreit, prüfen Sie als Erstes, ob alle Bedürfnisse befriedigt worden sind. Ist dies der Fall, versuchen Sie, die Tagesabläufe ruhiger zu gestalten, damit Ihr Baby nicht so vielen Reizen ausgesetzt wird. Bitte vergessen Sie nicht, dass jede Unternehmung für das Baby erst mal neu und ungewohnt ist. Es trifft ständig auf neue Geräusche und Gerüche. Diese werden auch wahrgenommen, wenn das Baby gerade schläft. Auch viel Besuch im zweiten Lebensmonat kann das Baby stressen. Bitten Sie daher Ihre Freunde und Verwandten, Ihnen noch etwas Zeit zur Eingewöhnung zu geben.

Sollte dies alles nicht dazu führen, dass das Baby weniger schreit, klären Sie mit Ihrem Kinderarzt zusammen organische Erkrankungen ab. Um ungefähr einschätzen zu können, ob das Schreien noch im „Normalbereich" liegt, haben Verhaltensforscher Durchschnittswerte der normalen Schreiintensität ermittelt. Diese liegt in den ersten sechs Lebenswochen bei täglich ca. einer Stunde. In den Lebenswochen sechs bis zwölf kann sich diese auf zwei Stunden täglich steigern, um dann wieder auf eine Stunde am Tag zu sinken.

Von sogenannten Schreibabys spricht man, wenn das Baby über einen Zeitraum von drei Wochen an mehr als drei Tagen die Woche länger als drei Stunden schreit. Trifft dies auf Ihr Baby zu, sollten Sie nicht zögern, Hilfe in Anspruch zu nehmen. Es ist vollkommen in Ordnung, wenn Sie sich zwischendurch entspannen, um einmal zur Ruhe zu kommen oder einfach mal kurz den Raum verlassen, um tief durchzuatmen. Niemals dürfen Sie Ihrem Baby die Schuld geben oder es schütteln! Dies kann zu schweren Hirnschäden bis hin zum Tod führen. Wichtig ist, dass Sie sich weiterhin um Ihr Kind kümmern. Sie sollten dabei im Hinterkopf haben, dass sich Ihre eigene Stimmung auch immer auf das Kind überträgt. Es hilft daher niemandem, wenn Sie unruhig oder laut werden. In diesen Fällen sollten Sie sich unbedingt Hilfe von Verwandten oder Freunden holen, damit Sie sich ein wenig Zeit zur Entspannung schaffen können. Auch gibt es Fachleute, die Ihnen in dieser Situation beistehen können. Dafür gibt es bundesweit Schreiambulanzen. Diese finden Sie unter https://www.elternsein.info/suche-schreiambulanzen. Auch gibt es in vielen Städten und Gemeinden Hebammen, die sich auf diese Babys spezialisiert haben, dazu können Sie einfach bei Ihrer Hebamme oder auch im Entbindungskrankenhaus nachfragen. Diese können Ihnen das entsprechende Personal vermittelt.

Der dritte Lebensmonat

Schon wieder ist ein Monat vergangen und der dritte Lebensmonat Ihres Babys beginnt. So langsam entspannt sich die Lage, da Sie immer routinierter im Umgang mit Ihrem Baby werden. Es steht ein nächster großer Entwicklungsschub an. Hierbei werden vor allem kommunikative und motorische Fähigkeiten weiterentwickelt.

ENTWICKLUNG

Im dritten Lebensmonat kann sich das Verhalten des Kindes plötzlich stark ändern. Es kann sein, dass Babys, die am Anfang wenig getrunken haben, sich plötzlich zur Raupe Nimmersatt entwickeln. Babys, die viel geschlafen haben, werden plötzlich putzmunter. Ebenso gilt dies andersrum. Dies liegt vor allem an der Gehirnentwicklung Ihres kleinen Nachwuchses. Es werden alle Reize sofort aufgesogen und weitergeben. Man darf dabei nicht vergessen, dass alles neu für den kleinen Erdenbewohner ist. Auch Geräusche, die wir überhaupt nicht wahrnehmen. Dies kann zum Beispiel das Radio im Hintergrund sein oder die Vögel, die draußen zwitschern. Auch Lichtveränderungen werden direkt wahrgenommen.

KÖRPERLICHE ENTWICKLUNG

So langsam sieht man auch das, was die Waage bei dem Baby bereits länger anzeigt. Das Gesicht wird rundlicher, der erste Babyspeck entwickelt sich. Ob sich die Größen- und Gewichtszunahme im Rahmen befinden, stellt der Kinderarzt bei den U-Untersuchungen fest.

Wann diese stattzufinden haben, ist festgelegt, und es wird nahegelegt, sich an diese Termine zu halten.

Mittlerweile sind die angeborenen Reflexe fast komplett verschwunden, die Bewegungen sind flüssiger und geübter. Das Baby übt das gezielte Greifen. Im Mittelpunkt für die Kleinen stehen daher die Hände. Diese werden ausgiebig begutachtet und erkundet. Oftmals findet die Erkundung mit dem Mund statt. Die orale Phase beginnt also nun. Dies dient alles zur besseren Körperwahrnehmung. Das Baby kann sich mit dem Mund ein besseres Bild von einem Gegenstand machen, als wenn es den Gegenstand nur mit den Fingern anfasst.

Auch kann der Kopf mittlerweile schon selbstständig gehalten werden. In der Bauchlage ist es dem Baby möglich, den Kopf zu heben und sich mit der Umgebung zu beschäftigen. Dies ist am Anfang noch sehr anstrengend für die Kleinen, mit der Zeit werden sie jedoch immer geübter. Durch das wilde Strampeln kann sich das Baby einige Zentimeter bewegen.

Auch die Sinne haben sich weiterentwickelt. Es hat sich nun das beidäugige Sehen entwickelt. Die Bilder vor den Augen verschmelzen nun zu einem Gesamtbild. Das Baby kann nun räumlich sehen. Die Umgebungsgeräusche werden nun verstärkt wahrgenommen. Diese Reize erzeugen einen Reifeprozess im Gehirn. Auch der Geschmackssinn hat sich weiterentwickelt. Unter Umständen wird alles probiert, auch Dinge, die nicht in den Mund gesteckt werden sollen. Es ist daher mehr Aufmerksamkeit von den Eltern gefordert, damit nichts in den Mund gesteckt wird, woran sich das Baby verschlucken könnte.

GEISTIGE ENTWICKLUNG

Das Großhirn fängt nun richtig zu wachsen an. Dadurch wächst das Bewusstsein. Das Baby verfügt nun über ein gewisses Erinnerungsvermögen. Babys mit drei Monaten starren Objekte regelrecht an. Dies nennt man die obligatorische Aufmerksamkeit. Sie beobachten den Gegenstand und können sich nicht von diesem lösen, daher ist das Baby auch von verschiedenen Gesichtern fasziniert. Es beobachtet die Gesichter nicht nur, sondern es versucht auch, den Ausdruck dieser zu verstehen.

Mittlerweile ist das Neugeborene dazu in der Lage, verschiedene Emotionen auszudrücken. Dies gilt für Freude und Neugier, aber auch für Wut und Enttäuschung. Des Weiteren fühlt sich Ihr Baby bei Ihnen am wohlsten und zeigt schon erste Anzeichen, dass ihm Fremde nicht ganz geheuer sind. Dies kann durch Unruhe oder auch durch Weinen ausgedrückt werden.

FÖRDERLICHE SPIELE

Es stellt sich oft die Frage, wie wir die geistige und auch die körperliche Entwicklung der Kleinen fördern können. Das Greifen zu fördern, ist relativ einfach. Hierzu bieten sich verschiedene Spielzeuge, die Hände der Eltern oder der großen Geschwister oder auch einfach Alltagsgegenstände wie Schüsseln oder Decken an. Auch Spielbögen sind jetzt sehr beliebt. Bitte nicht wundern, wenn die Konzentration nach ca. 10 Minuten nachlässt. Dies ist normal, es ist für die Babys einfach noch sehr anstrengend.

Viele Mütter halten nun Ausschau nach Kursen. Dies kann die althergebrachte Krabbelgruppe oder auch ein PEKIP- oder DELFI-Kurs sein. Zu den verschiedenen Ausrichtungen kann man sich ausführlich vor Ort informieren. Für welchen Kurs man sich am Ende entscheidet, ist theoretisch egal. Alle Kurse bzw. Gruppen haben die Absicht, die motorischen und geistigen Fähigkeiten beim Baby zu fördern. Oft bietet sich der Kurs auch für die Mütter an, da man dort mit Eltern bzw. Müttern in Kontakt kommt, welche oft die gleichen Sorgen und Ängste haben, da die Kinder im gleichen Alter sind. Sollten Sie keine Lust auf die Kurse haben, ist dies auch völlig in Ordnung. Babykurse sind keine Pflicht. Jedes Kind entwickelt sich genauso gut ohne Kurs.

Bereits jetzt können Sie die Sprachentwicklung Ihres Babys fördern. Es dauert zwar noch einige Zeit, bis Ihr Kind zu sprechen anfängt, jedoch kann nun schon das Sprachgefühl entwickelt werden. Dazu benennen Sie einfach immer wieder Dinge und nutzen Sie Alltagssituationen, um mit dem Baby zu sprechen. Schön ist es auch, wenn das Baby bei der Mutter auf dem Arm ist, wenn dem Geschwisterkind eine Geschichte vorgelesen wird.

HERAUSFORDERUNGEN IM DRITTEN LEBENSMONAT

Hautprobleme

Oft tritt um diese Zeit der sogenannte Kopfgneis auf. Hierbei handelt es sich um eine Überproduktion der Talgdrüsen. Es bildet sich eine gelblich bis bräunliche Schuppenschicht auf der Kopfhaut. In seltenen Fällen entwickelt sich ein unangenehmer Geruch. Das Wichtigste daran ist, dass der Kopfgneis dem Säugling keine

Beschwerden bereitet. Er heilt in der Regel von selbst innerhalb der nächsten Monate ab. Sie können auch versuchen, ihn mit Öl einzuweichen und abzuwaschen. Sollten sich die Hautveränderungen an anderen Stellen des Körpers bemerkbar machen, suchen Sie bitte unbedingt Ihren Kinderarzt auf.

Bitte den Kopfgneis nicht mit dem Milchschorf verwechseln, welcher auch oft im dritten Lebensmonat auftritt. Milchschorf zeigt sich durch Rötungen und Nässe sowie eine Krustenbildung am Kopf. Milchschorf ist in der Regel nicht abwaschbar. Auf keinen Fall versuchen, den Schorf abzuschrubben oder zu bürsten. Dies kann zur Verletzung der Haut führen, wodurch weitere Entzündungen entstehen können. Der Kinderarzt kann verschiedene Cremes verschreiben, welche Ihrem Baby helfen können.

Verformung des Kopfes

Leider kann es durch dauerhaftes Liegen zu einer Verformung des Kopfes kommen. Hierbei werden zwei Arten unterschieden: der Schiefkopf und der Plattkopf. Da ein unregelmäßig geformter Kopf im späteren Leben zu Problemen führen kann, sollte dies immer ärztlich abgeklärt werden.

Der Schiefkopf entsteht meistens dadurch, dass sich der Kopf beim Schlafen immer zu einer Seite neigt.

Leider in den meisten Fällen immer zur gleichen Seite. Da die Schädelplatten beim Baby noch nicht verwachsen sind, sind diese noch weich und formbar. Wird dann über längere Zeit Druck auf nur eine Seite ausgeübt, verschieben sich die Platten und der Kopf verformt sich.

Zur Vermeidung des plötzlichen Kindstodes liegen die Babys sinnvollerweise auf dem Rücken. Dies kann dann allerdings dazu führen, dass sich ein Plattkopf entwickelt. Von einem Plattkopf spricht man, wenn eine gleichmäßige Abflachung des Hinterkopfes vorliegt. Was können Sie dagegen tun, damit sich der Kopf Ihres Babys nicht verformt?

Sobald das Baby wach ist, kann es auf den Bauch gelegt werden. Dies trainiert gleichzeitig die Nackenmuskulatur. Wichtig hierbei ist, dass das Baby sich unter ständiger Beobachtung befindet! Auch das Tragen in einem Tragetuch oder einer Babytrage ist hilfreich, da dann kein Druck auf die Schädelplatten ausgeübt wird. Des Weiteren gibt es spezielles Kissen, das unter den Kopf des Babys gelegt werden kann, damit dieser sich nicht verformt. Sollte Ihr Baby bereits eine Lieblingsseite entwickelt haben, hilft ein Besuch beim Osteopathen.

Der vierte Lebensmonat

So langsam wird aus dem kleinen Neugeborenen ein richtiges Baby. Auch im 4. Monat will das Baby die Welt weiter entdecken.

KÖRPERLICHE ENTWICKLUNG

Das Baby entwickelt immer mehr Kraft, da jetzt der Körper anfängt, die Muskeln auszubilden. Der langsam angesetzte Babyspeck wird immer mehr. Dies ist jedoch kein Grund zur Sorge, sondern eine ganz natürliche Entwicklung. Die Rücken-, Schulter- und Halsmuskulatur sind schon gut ausgebildet. Das merkt man daran, dass das Baby den Kopf schon sehr gut allein halten kann. Wenn der Säugling auf dem Bauch liegt, kann es den Kopf schon einige Sekunden allein hochhalten. Dies ist jedoch ein großer Kraftakt für das Baby. Sobald das Baby festen Boden unter den Füßen fühlt, drückt es seine kleinen Beinchen durch.

Das schnelle Wachstum in Größe und Gewicht verlangsamt sich nun etwas.

Viele Babys fangen nun an zu üben, sich zu drehen. Dies geht sowohl von der Rücken- in die Bauchlage als auch in die andere Richtung. Sie können Ihrem Baby dabei helfen, indem Sie es nicht auf rutschige Unterlagen, wie zum Beispiel Decken, legen. Am besten funktioniert das Training mit nackten Füßen und festem Boden. Um das Baby ein wenig zu locken, bietet es sich an, buntes Spielzeug oder Kuscheltiere etwas außerhalb der Reichweite zu platzieren. Ihr Baby wird versuchen, sich zu strecken und zu drehen, um den Gegenstand zu erreichen. Bitte den Gegenstand so legen, dass mit einer Drehung auch das Ziel erreicht wird. Das Baby sollte auf jeden Fall ein Erfolgserlebnis haben.

Auch das Greifen hat sich weiterentwickelt. Das Baby kann sich nun bewusst entscheiden, ob es eher das Spielzeug, Mamas Kette oder doch lieber die Haare greift. Sehr beliebt sind auch die Brillen der Eltern. Da das Greifen aber weiterhin durch Reflexe gesteuert wird, kann das Baby die Gegenstände nicht bewusst wieder loslassen. Dabei benötigt es Ihre Unterstützung. Dafür müssen Sie einfach vorsichtig die Finger nach und nach von dem Gegenstand entfernen.

EMOTIONALE ENTWICKLUNG

Ihr Baby ist mittlerweile in der Lage, Frustration zu empfinden. Dies drückt es erst durch unruhiges Verhalten aus. Steigert sich die Frustration, weil keine Lösung herbeigeführt wird, wird das Baby ungeduldig und fängt an zu jammern. In der letzten Stufe fängt es dann an zu weinen. Dieses Vorgehen ist immer eine Aufforderung an die Mutter, zu erkennen, was das Problem ist, und es zu beheben. Sobald das Baby unzufrieden ist, ist es wichtig, dass es Nähe und Liebe erfährt. In manchen Situationen kann sich das Baby auch bereits selbst beruhigen. Oft nimmt es dazu seine Faust in den Mund und fängt an, daran zu lutschen. Da dies die Hand-Mund-Koordination fördert, kann es von den Eltern ruhig zugelassen werden.

KOMMUNIKATION

Mit vier Monaten fängt das Baby an, ausgiebig den Mund derjenigen zu beobachten, die mit ihm sprechen. Die entscheidende Entwicklung hierbei ist nun, dass das Baby versucht zu antworten. Dies geschieht nicht in vollständigen Wörtern, sondern in seiner ganz eigenen Sprache. Viel Spaß bereitet es dem Baby, wenn Sie das, was das Baby „sagt" imitieren. Sie zeigen ihm damit, dass Sprache ein wichtiges Mittel zur Kontaktknüpfung ist. Außerdem lernt das Baby, dass alles, was es sagt, wichtig ist und ernst genommen wird.

HERAUSFORDERUNGEN IM VIERTEN LEBENSMONAT

In den ersten Monaten sorgt der sogenannte „Nestschutz" dafür, dass sich die Babys in der Regel keinen Infekt zuziehen. Bei dem Nestschutz handelt es sich um die gleichen Abwehrkörper, die die Mutter besitzt. Über die Nabelschnur gehen diese aus dem Blut der Mütter in das Blut der Kinder über. Mit Trennung der

Nabelschnur werden keine Antikörper mehr weitergegeben. Wichtig zu wissen ist aber, dass die Antikörper, die weitergegeben wurden, ca. drei Monate Bestand haben. Das Baby fängt aber nicht erst zu diesem Zeitpunkt an, eine eigene Immunabwehr aufzubauen, sondern dies ist bereits ab der Geburt im Gange. Häufig treten daher im vierten Lebensmonat die ersten Infekte auf. Gewöhnen Sie sich schon mal daran. Leider sind bei Babys und Kleinkindern acht bis zwölf Erkältungen im Jahr nicht ungewöhnlich. Gerade in Krabbelgruppen, wenn viele Babys das gleiche Spielzeug in den Mund stecken, werden Viren und Bakterien weitergeben. Auch bringt unter Umständen das große Geschwisterkind aus dem Kindergarten allerhand mit.

Bei einer leichten Erkältung verschwinden die Symptome meistens nach einer Woche wieder. Eine höhere Luftfeuchtigkeit, zum Beispiel durch nasse Tücher oder eine Schale Wasser im Schlafbereich des Babys, helfen weiter. Viel frische Luft ist ebenfalls hilfreich für die gereizten Schleimhäute. Sofern das Baby jünger als drei Monate ist und fiebert, muss umgehend der Arzt aufgesucht werden. Ebenso bei älteren Babys, wenn das Fieber über mehrere Tage besteht. Sollten Sie sich unsicher fühlen oder eine gravierende Veränderung im Verhalten Ihres Babys feststellen, begeben Sie sich unmittelbar zum Arzt. Dieser kann am besten beurteilen, was genau für eine Krankheit zugrunde liegt.

Im vierten Monat sollten Sie Ihr Baby weiterhin nach Bedarf stillen oder die Flasche geben. Auch eine Mischung aus beidem ist möglich. Oft kommt nun von Bekannten oder den Großeltern der „Tipp" dem Baby doch Tee und Wasser anzubieten. Dies ist nicht nötig. Gerade bei Wasser ist Vorsicht geboten. Hier kann es unter Umständen bei zu viel Wasser zu einer sogenannten Wasservergiftung kommen.

Der fünfte Lebens- monat

D er fünfte Monat ist angebrochen. Unglaublich, wie schnell die Zeit verfliegt. Auch in
diesem Monat passiert wieder viel mit Ihrem kleinen Nachwuchs.

KÖRPERLICHE ENTWICKLUNG

Die meisten Kinder haben mittlerweile Ihr Geburtsgewicht verdoppelt. Auch hier gilt wieder: Keine Panik,
wenn Ihr Kind das Gewicht noch nicht verdoppelt hat.

Jedes Kind ist einzigartig und entwickelt sich in seinem Tempo.

Durch das ständige Trainieren der Muskulatur ist Ihr Kind schon viel kräftiger geworden. In Bauchlage kann es mittlerweile den Oberkörper auf den Unterarmen abstützen. Auch der Kopf und die Schultern werden weiter aufgerichtet. Viele Babys versuchen, sich hochzuziehen, um sich hinzusetzen. Sollte Ihr Baby das Gleichgewicht noch nicht allein halten können, bleiben Sie immer in der Nähe, um schnell unterstützend einzugreifen. Besonders gefährlich ist dies auf dem Wickeltisch oder auf dem Sofa. Bleiben Sie unbedingt bei Ihrem Kind, damit es nicht aus größerer Höhe fällt.

Mittlerweile kann Ihr Kind schon richtige Laute bilden. Es testet dabei verschiedene Stimmlagen aus und kann auch richtig laut dabei werden.

GEISTIGE ENTWICKLUNG

Das Baby beginnt nun zu verstehen, dass Gegenstände irgendwo aufliegen müssen, damit sie nicht herunterfallen. Gleichzeitig hat es eine Menge Spaß, Gegenstände immer wieder herunterzuwerfen. Ein beliebtes Spiel, um die Eltern in Bewegung zu halten.

Mittlerweile kann Ihr Kind Sie mit einem strahlenden Lachen anschauen. Damit drückt es einfache Freude aus; die Freude, die Eltern zu sehen. Auch Humor beherrscht Ihr Kind bereits. Mit lustigen Grimassen können Sie Ihren Nachwuchs zum Lachen bringen. Das Baby versucht dann, dieses nachzumachen. Oft strecken Babys in diesem Alter bereits die Arme nach oben, um zu signalisieren, dass es auf den Arm genommen werden will. Das Baby entwickelt sich immer mehr zu einer eigenen Persönlichkeit. Diesen Weg zu begleiten, ist ein großes Geschenk und darf nicht unterschätzt werden. Durch die neuen Verhaltensmuster verstehen Sie nun einfacher, was Ihr Baby gerade benötigt.

ERNÄHRUNG

Gerade, da das Stillen nun perfekt klappt und Sie in allen Lebenslagen dazu in der Lage sind, steht die erste große Veränderung bei der Ernährung an. Es beginnt die Breizeit. Überstürzen Sie dabei nichts. Ist Ihr Kind noch nicht so weit, ist es auch weiterhin in Ordnung, zu stillen oder die Flasche zu geben.

Unter anderem werden die im Mutterleib angelegten Eisenvorräte langsam aufgebraucht sein. Auch das

Verdauungssystem ist mittlerweile so ausgereift, dass es mehr als nur Milch verträgt. Die Milch deckt mittlerweile nicht mehr alle Bedürfnisse des Kindes.

Gestartet wird üblicherweise mit dem Mittagsbrei. Hier bietet es sich an, mit einem Gemüsebrei zu starten. Ob dieser selbst gekocht wurde oder im Gläschen gekauft wird, ist jeder Mutter selbst überlassen. Auch eine Mischung ist möglich. Da das Baby in den ersten Wochen nur wenig davon essen wird, bietet es sich an, den Brei in Eiswürfelformen einzufrieren und nach Bedarf aufzutauen. So wird nicht so viel Essen weggeschmissen.

HERAUSFORDERUNGEN IM FÜNF-TEN LEBENSMONAT

Die größte Herausforderung, die Ihnen nun bevorsteht, ist die Ernährung. Hat mein Kind ausreichend gegessen? Mein Kind will nicht essen. Mein Kind isst kein Gemüse. Vorweg gesagt: Alles normal! Ob Ihr Kind bereit ist für den Brei, erkennen Sie an den Beikostreifezeichen. Hört sich komplizierter an, als es ist. Macht Ihr Baby den Mund auf, wenn Sie sich mit einem Löffel nähern? Interessiert es sich für das Essen, was Sie essen? Kann es mit ein wenig Unterstützung schon sitzen? Greif Ihr Kind nach Essen? Herzlichen Glückwunsch, Ihr Kind ist nun bereit für festere Nahrung. Mittlerweile gibt es zwei verschiedene Methoden, das Baby an feste Nahrung zu gewöhnen. Entweder klassisch mit Brei oder mit der Baby-Led-Weaning-Methode. Egal, für welche Methode Sie sich entscheiden, die wichtigsten Faktoren sind Zeit und Geduld.

Gestartet wird mit dem Gemüsebrei zum Mittagessen. Am besten bleibt man am Anfang bei einer Gemüsesorte. Funktioniert dies gut, können nach 1–2 Wochen neue Gemüsesorten ausprobiert werden. Nach ca. zwei Wochen können Sie auch Kartoffeln unter den Brei mischen.

Der sechste Lebensmonat

Das zweite Halbjahr ist angebrochen. Unglaublich, in sechs Monaten wird Ihr Kind schon seinen ersten Geburtstag feiern. Mittlerweile hat es vielleicht auch schon Weihnachten oder Ostern kennengelernt und Sie sind zu einer richtigen Familie zusammengewachsen.

KÖRPERLICHE ENTWICKLUNG

Im sechsten Lebensmonat wird das Baby vor allem seine Mobilität üben. Dies wird nicht nur tagsüber geübt, sondern auch im Schlaf. Das Baby fängt an, bestimmte Bewegungsabläufe vorzunehmen, um sich auf den nächsten großen Entwicklungsschritt, das Krabbeln, vorzubereiten. Teilweise ist es den Babys schon möglich, sich in den Vierfüßlerstand zu begeben. Viele Babys wollen sich unbedingt fortbewegen, schaffen es aber noch nicht in den Vierfüßlerstand. Manche fangen daher an, sich lustig durch den Raum zu rollen. Jetzt ist es noch wichtiger, dass das Baby nicht mehr unbeaufsichtigt auf dem Bett oder dem Wickeltisch liegt.

Die neue Bewegungsfreiheit bringt bei den meisten Babys mehr Zufriedenheit mit sich, weil sie nicht mehr nur auf Mama und Papa angewiesen sind, sondern sich selbstständig bewegen können. Trotzdem brauchen die Kinder in dieser Zeit sehr viel Nähe und Sicherheit.

Mittlerweile kann Ihr Baby auch Spielzeug von der einen in die andere Hand nehmen. Fällt Ihnen auf, dass Ihr Kind vieles mit der linken Hand macht, ist dies kein Zeichen dafür, dass es sich später zu einem Linkshänder entwickelt. Dies kann man erst zwischen dem zweiten und dritten Lebensjahr feststellen.

Auch optisch verändert sich Ihr Kind. Die rundlichen Babygesichtszüge werden länger und verschwinden immer mehr. Der Kopf wirkt im Vergleich zum restlichen Körper auch nicht mehr so groß.

DIE WEITERENTWICKLUNG DER SINNE

Auch die Entwicklung der Sinne bleibt nicht stehen, sondern entwickelt sich immer weiter. Dies ist entscheidend für die Grob- und Feinmotorik. Im Rahmen der Vorsorgeuntersuchung wird festgestellt, ob eine Beeinträchtigung der Sehkraft vorliegt. Dies ist wichtig, da es über die Sehfähigkeit auch seine Körperwahrnehmung bemerkt. Auch der Gleichgewichtssinn spielt eine wichtige Rolle und entwickelt sich die nächsten Jahre konstant weiter. Schaukeln Sie Ihr Kind im Arm, schult dies den Gleichgewichtssinn, außerdem hat Ihr Kind wahrscheinlich viel Freude daran.

Durch die Einführung der festen Nahrung werden der Geschmacks- und Geruchssinn weiterentwickelt. Dadurch erlebt Ihr Kind neue Sinneseindrücke.

Unternehmen Sie mit Ihrem Kind viele Spaziergänge an der frischen Luft. Die vielen Reize aus der Umgebung schulen es körperlich und auch geistig. In den nächsten Wochen wird Ihr Baby anfangen, auf Dinge zu zeigen, die es sieht. Dies bietet eine herausragende Möglichkeit, sehr viel mit Ihrem Kind zu kommunizieren.

HERAUSFORDERUNGEN IM SECHSTEN LEBENSMONAT

Jetzt ist ein guter Zeitpunkt, um sein Haus oder die Wohnung mit Babyaugen zu betrachten. Dadurch, dass Ihr Kind mittlerweile deutlich mobiler geworden ist, entstehen noch nicht erkannte Gefahren im Haus. Wichtig sind vor allem Treppenschutzgitter, damit Ihr Nachwuchs nicht die Treppe herunterfällt. Auch Deko, die aus kleinen Gegenständen besteht, sollte nun in Sicherheit gebracht werden.

Viele kleine Teile landen sonst direkt im Mund des Babys. Da weiterhin alles mit dem Mund probiert werden will, sollten auch Pflanzen aus der Reichweite des Babys entfernt werden. Hier werden unter Umständen nicht nur die Blätter probiert, sondern es wird auch der Topf als erster kleiner Sandkasten entdeckt. Auch Steckdosen sollten nun gesichert werden. Hier landen zuerst die Finger und später auch Gegenstände in den Steckdosenlöchern. Dabei kann Ihr Kind unter Umständen einen Stromschlag bekommen.

Damit Sie Ihren Tätigkeiten im Haushalt auch nachgehen oder einfach mal eben schnell auf die Toilette gehen können, bietet es sich an, einen Laufstall aufzustellen. Hier kann das Kind zwischendurch abgesetzt werden und man muss keine Angst haben, dass es sich in Gefahr begibt.

Durch die neue Bewegungsfreiheit wird leider etwas, was sich die letzten Monate eigentlich entspannt hat, wieder anstrengender, nämlich der Schlaf. Dadurch, dass die Kleinen auch im Schlaf weiter trainieren, wird dieser wieder unruhiger. Auch wird Ihr Baby nicht mehr nur auf dem Rücken schlafen. Behalten Sie es trotzdem weiterhin bei, das Baby zum Schlafen auf den Rücken zu legen und auch nachts nach dem Füttern. Dreht es sich nachts immer wieder auf den Bauch oder auf die Seite, sollten Sie es so schlafen lassen. Es wird diese Position immer wieder einnehmen. Wollen Sie diesen Monat etwas an den Schlafgewohnheiten ändern, warten Sie damit lieber noch etwas. Durch die Einführung der Beikost sowie auch die unruhigen Nächte, benötigt Ihr Kind besonders viel Nähe. Unter Umständen fordert das Kind dies auch nachts ein. Kommt dann zusätzlich noch eine neue Schlafgewohnheit, zum Beispiel ein größeres Bett oder das eigene Zimmer hinzu, ist das Kind schnell überfordert.

Der siebte Lebensmonat

Das zweite Lebenshalbjahr ist angebrochen. Es dreht sich weiter alles um Bewegung. Das Sitzen wird nun mit großen Schritten geübt.

KÖRPERLICHE ENTWICKLUNG

In diesem Monat wächst der Kopfumfang mehr als sonst. Die Veränderungen beim Gewicht und der Körpergröße werden langsamer. Die Kleidung passt nun auch schon mal länger. Bei manchen Kindern steht bereits der erste Friseurbesuch an, andere haben wiederum kaum Haare. Das zeigt, wie unterschiedlich die Entwicklung des Kindes sein kann. Sollte Ihr Kind motorisch noch nicht so weit sein, dass es sitzen kann, kann es dafür aber vielleicht erste Laute bilden und zum Beispiel bereits wunderbar einen Hund imitieren.

Viele Kinder können nun in jede Hand ein Spielzeug oder Kuscheltier nehmen und diese gegeneinander schlagen. Manche Babys beginnen nun auch den sogenannten Scherengriff. Hier werden winzige Dinge zwischen Daumen und Zeigefinger festgehalten. Am liebsten Krümel, die sich auf dem Boden finden lassen. Auch die Hand-Fuß-Koordination wird weiter trainiert. Oft versuchen Babys nun, ihren Fuß in den Mund zu stecken. Durch die weichen, noch nicht fertig ausgebildeten Hüften ist diese Bewegung kein Problem. Diese Beugung ist wichtig, um das Krabbeln zu erlernen. Einige Kinder fangen jetzt an zu krabbeln.

Sofern Ihr Baby noch nicht sitzen kann, setzen Sie es bitte auch nicht hin! Dadurch entsteht die Gefahr eines Sitzbuckels. Sobald es allein sitzen kann, eröffnet sich dem Kind eine ganz neue Sicht auf die Umgebung. Es kann nun viel besser am Familienleben teilnehmen. Gerade auch gemeinsame Mahlzeiten fördern das Zusammenleben und die Gemeinschaft.

GEISTIGE ENTWICKLUNG

Bei vielen Babys kann man nun erkennen, dass sie ihren Namen verstehen. Sobald Sie das Kind rufen, dreht es den Kopf zu Ihnen und wird erkennbar reagieren. Auch weitere einfache Worte erkennt Ihr Baby mittlerweile. Auf ein energisches „Nein" kann das Baby unter Umständen erschrocken reagieren bzw. Dinge direkt fallen lassen. Dies ist super, wenn der Nachwuchs mal wieder etwas in die Finger bekommen hat, was nicht dorthin gehört.

Das Baby möchte am liebsten jeden Tag etwas Neues entdecken. Dafür wird nicht mehr nur der Mund eingesetzt, sondern auch immer mehr die Hände. Die neuen Gegenstände werden ausgiebig von allen Seiten betrachtet. Sehr beliebt ist es auch, die Gegenstände gegeneinander zu hauen oder einfach mal durch den Raum zu werfen. Objekte, die kleine Löcher aufweisen, werden nun sehr gern mit den kleinen Fingern erkundet. Dazu gehören auch die Nasenlöcher, die Ohren oder die Augen der Eltern. Eine sehr gute Ablenkung bietet nun auch der Spiegel. Die Kleinen lieben es, die Bewegungen darin zu verfolgen und zu beobachten.

Mittlerweile ist Ihr Nachwuchs in der Lage, Ihnen deutlich seine Zuneigung zu zeigen. Auch Ihre

Stimmung wird immer mehr wahrgenommen. Vergessen Sie nicht, dass Babys vor allem durch Nachahmungen lernen. Dies gilt auch für unsere Verhaltensweisen.

HERAUSFORDERUNGEN IM SIEBTEN LEBENSMONAT

Mittlerweile ist das Baby in der Lage, Brei zu essen. Damit es zum Ende des ersten Lebensjahres immer besser vom Familienessen mitessen kann, benötigt es Zähne. Dies ist ein großes Thema bei Eltern im ersten Lebensjahr. Wann aber genau sich die ersten Zähne zeigen, ist sehr unterschiedlich. Es gibt bereits Babys, die mit dem ersten Zahn zur Welt kommen. Ebenso ist es möglich, dass der erste Zahn erst mit dem 1. Geburtstag durchbricht. Im Normalfall beginnen die Kinder jedoch im siebten Monat mit dem Zahnen. Leider ist dieser Entwicklungsschritt bei vielen Kindern sehr stressig und schmerzhaft. Das ein Zahn im Anmarsch ist, zeigt sich vor allem durch verstärktes Sabbern und rotes, zum Teil entzündetes Zahnfleisch. Hilfreich sind bei diesen Anzeichen spezielle Zahnungsgels, welche es in den einschlägigen Drogerien oder in der Apotheke zu kaufen gibt. Oft hilft es dem Baby auch, etwas

Kühles zum Nuckeln anzubieten; dies kann entweder ein Beißring sein, welcher vorher in den Kühlschrank gelegt wurde, oder auch ein kühles Stück Gurke. Leider wird nun wieder alles in den Mund genommen und angeknabbert, was es in seine kleinen Hände bekommt. Gerade bei Stillmüttern kann es schon mal vorkommen, dass das Kind in die Brustwarze beißt. Geben Sie Ihrem Nachwuchs zu verstehen, dass Ihnen dies wehtut.

Oft bekommen die Kinder Fieber, Ausschlag oder werden einfach über einen längeren Zeitraum sehr quengelig. Dies passiert, bevor der Zahn durchbricht. Sobald der Zahn da ist, sollten die Beschwerden wieder verschwinden. Bei Fieber sollten Sie trotzdem immer Ihren Kinderarzt aufsuchen, da dies natürlich auch eine andere Erkrankung sein kann.

Das Baby wird am Ende ein Gebiss aus zwanzig Zähnen haben. Jeweils zehn Zähne im Oberkiefer und zehn Zähne im Unterkiefer. Sollten Sie sich nun mit Schrecken fragen, ob jeder Zahn so viele Probleme bereitet, kann ich Sie beruhigen. Oft sind die Schmerzen am schlimmsten, wenn gleich mehrere Zähne gleichzeitig kommen. Sie müssen also die Prozedur nicht zwanzigmal durchmachen. Oft sagt man, dass die Eckzähne und die Backenzähne die meisten Probleme bereiten. Dies ist jedoch auch wieder von Kind zu Kind unterschiedlich. Manche Kinder haben keine Schwierigkeiten oder Auffälligkeiten. Da ist man als Eltern eher überrascht, dass schon wieder ein Zahn durchgebrochen ist. Sobald sich der erste Zahn zeigt, müssen die Zähne geputzt werden. Dazu gibt es in Drogerien sogenannten Fingerzahnbürsten. Auch ein Termin beim Zahnarzt kann jetzt schon vereinbart werden.

Der achte
Lebensmonat

Ungefähr 243 Tage sind Sie nun schon Eltern. Die Zeit vergeht immer schneller und Ihr Baby entdeckt immer weiter die Welt und erlernt neue Fähigkeiten. Im achten Monat ist die Entwicklung von Kindern sehr unterschiedlich. Manche krabbeln bereits munter umher, andere wiederum sind noch zufrieden, wenn sie unter dem Spielbogen liegen. Wieder andere ziehen sich bereits an Möbelstücken hoch.

KÖRPERLICHE ENTWICKLUNG

Ihr Kind will immer selbstständiger werden. Sobald es wach ist, ist es auch aktiv unterwegs. Manche Kinder fangen direkt an zu krabbeln, andere robben erst mal mithilfe der Hände und Füße vorwärts. Es gibt auch Kinder, die den Schritt des Krabbelns überspringen und direkt anfangen, sich an Tischen und Stühlen hochzuziehen. Hier ist besondere Vorsicht geboten. Am Anfang stehen die Kinder, fröhlich und lachend über ihren Erfolg, allerdings lassen die Muskeln sehr schnell nach und es besteht die Gefahr, dass sie einfach nach hinten umkippen.

Ihr Nachwuchs benötigt noch einige Zeit, bis er gelernt hat, sich von der stehenden Position wieder in eine sitzende Position zu bringen. Sollte sich Ihr Kind wehtun, ist oft zu beobachten, dass die Reaktion auf den Schmerz erst zeitverzögert eintritt. Dies liegt daran, dass die Nerven, welche das Schmerzempfinden steuern, noch nicht voll ausgebildet sind. Jedoch gehören diese kleinen Unfälle zum Leben dazu und machen das Baby erfahrender. Das Kind benötigt einen abwechslungsreichen Bewegungsraum mit vielen Übungs- und Erfahrungsmöglichkeiten. Dieser Bewegungsraum muss jedoch abgesichert sein.

EMOTIONALE ENTWICKLUNG

Mittlerweile lernt Ihr Baby, dass jede Handlung auch Folgen hat. Das hört sich strenger an, als es gemeint ist. Das Baby lernt zum Beispiel, wenn es das Spielzeug herunterwirft, macht es ein Geräusch, wenn es auf dem Boden aufkommt. Oder es lernt, wenn es einen Turm anfasst, dass dieser umfällt. Wenn-dann-Ketten sind ein wichtiger Schritt in der Entwicklung Ihres Kindes. Da dies neu für Ihr Baby ist, will es dies immer und immer wieder üben. Dies erfordert von den Eltern manchmal viel Geduld, da dieser Entwicklungsschritt immer von Wiederholungen geprägt ist.

Interessant ist nun auch, dass der Nachwusch anfängt, sich an etwas zu erinnern. Bisher war es egal, wenn Sie das Kuscheltier aus dem Sichtfenster Ihres Babys entfernt haben. Es war halt einfach weg. Nun können Sie mit den „Guck-Guck"-Spielen beginnen. Das Baby hat mittlerweile die Erfahrung gemacht, dass Dinge, nur weil man sie nicht mehr sieht, nicht einfach weg sind. Wenn Sie etwas verstecken und dann wiederholen, können Sie dies auch gern an zwei verschieden Orten tun. Ihr Baby wird schnell verstehen, dass ein Gegenstand nicht nur an einer Stelle versteckt werden kann. Es wird dann beide Orte beobachten, um zu gucken, an welcher Stelle das Spielzeug versteckt wurde und wo es wieder auftaucht.

Bereits jetzt fangen kleine Kinder an auszutesten, wann ihnen Grenzen gesteckt werden. Das Baby testet immer so lange, bis Sie ihm ein kräftiges Nein entgegenstellen. Wichtig zu wissen ist, dass dies nicht aus Absicht erfolgt, sondern aus reiner Neugier. Außerdem kann sich Ihr Kind schon nicht mehr an das Verbot erinnern. Sie müssen es daher daran erinnern und erneut verneinen.

Auch ist das Kind mittlerweile in der Lage, zwischen ernsten und spaßigen Situationen zu unterscheiden. Schauen Sie Ihr Kind ernst an und fangen Sie dann an zu lachen, wird Ihr Nachwuchs ebenfalls anfangen zu lachen. Nach mehreren Wiederholungen hat es verstanden, dass es bei einem ernsten Blick anfängt zu lachen. Dieser Entwicklungsschritt zeigt, wie die kognitive Entwicklung Ihres Kindes in den letzten Monaten gewachsen ist. Zusammmen zu lachen, dient nicht nur der Kommunikation, sondern aktiviert auch das Belohnungssystem im Gehirn.

HERAUSFORDERUNGEN IM ACH- TEN LEBENSMONAT

Sie und Ihr Partner waren die letzten Monate die ersten Bezugspersonen für Ihren Nachwuchs. Das Baby hat die volle Aufmerksamkeit von Ihnen bekommen und auch genossen. Daher kann es nun vorkommen, dass, sobald Sie den Raum verlassen, es anfängt zu weinen oder zu quengeln.

Hilfreich ist es, wenn Sie immer eine Kiste mit Beschäftigungen haben, welche Sie in jedes Zimmer mitnehmen können. So gewinnt das Baby Vertrauen und Sicherheit und ist später auch mal bereit, Sie gegen eine andere Person einzutauschen – wenigstens für kurze Zeit. Am besten gewöhnen Sie das Baby daran, wenn Sie für sehr kurze Zeit (einige Sekunden oder Minuten) den Raum verlassen. Es lernt dadurch, dass Sie immer wieder zurückkommen. Ganz langsam können Sie die Trennungszeit verlängern. Verabschieden Sie sich von Ihrem Kind und erklären Sie, dass Sie gleich zurückkommen.

Hat Ihr Kind bis vor wenigen Tagen fremde Personen noch angelächelt? Es kann sein, dass es damit auf einmal schlagartig vorbei ist. Es fängt an zu weinen, will auf den Arm oder hält sich sogar die Hände vors Gesicht. Ihr Baby fängt an zu fremdeln. Dies ist ein wichtiges Zeichen emotionaler und sozialer Reife. Das Baby beginnt, zwischen vertrauten und fremden Menschen zu unterscheiden. Es äußert dadurch auch die Trennungsangst. Aus den letzten Monaten hat es gelernt, dass die Bezugsperson immer da ist und sich verlässlich kümmert. Es hat sich das sogenannte Urvertrauen gebildet. Eine richtige Lösung, wie man dem Baby das Fremdeln wieder abgewöhnen kann, gibt es nicht. Sie haben die Möglichkeit, Ihrem Kind Sicherheit und Geborgenheit zu geben. Gehen Sie langsam auf fremde Personen zu und zwingen Sie das Kind nicht in die Arme anderer Personen.

Der neunte Lebensmonat

D as Baby entdeckt nun jeden Tag etwas Neues. Das ist nicht nur für das Baby spannend, sondern auch für Sie als Eltern. Sie haben die Möglichkeit, Ihrem Kind bei dieser spannenden Reise durch das Leben zur Seite zur stehen. Dies ist einmalig!

Dieses Kapitel beschäftigt sich nicht mit der körperlichen und geistigen Entwicklung, die natürlich weiter fortschreitet, sondern eher mit Beschäftigungsideen und dem beliebten Thema Schlaf.

BESCHÄFTIGUNG

Wie beschäftigt man ein neun Monate altes Baby? Eigentlich dient nun alles zur Beschäftigung, alle Alltagsgegenstände, die es in die Finger bekommt, sind interessant. Dies kann die Fernbedienung, das Schlüsselbund, ein Karton oder auch eine Plastikschüssel sein. Diese lassen sich zum Beispiel wunderbar mit verschiedenen Materialien füllen, wie Reis, Nudeln, Sand oder Steinen. Babys lieben Kartons. Durch einen Karton lernt das Kind wichtige räumliche Zusammenhänge. Spielen mit einem Karton fördert die Grobmotorik. Wunderbar lässt sich aus einem großen Karton ein einfaches Spielhaus basteln. Dieses kann vom Kind angemalt werden.

Auch Bälle erfreuen sich immer größerer Beliebtheit und animieren zum Hinterher-Krabbeln. Auch ein kleines Bällebad für zu Hause ist der Renner. Allerdings sollten Sie als Eltern immer ausreichend Zeit und Lust zum Einsammeln der Bälle einplanen. Spielen ist auch immer Lernen für die Kinder. Verknüpfen Sie daher das Spiel immer mit viel Kommunikation. Wo ist der rote Ball? Schau mal, ein Hund! Weißt du noch, welche Geräusche ein Hund macht? Benennen Sie die Gegenstände/Tiere/Laute immer wieder.

Auch draußen können Sie sich wunderbar mit Ihrem Nachwuchs beschäftigen. Am besten legen Sie dazu einfach eine Decke auf den Rasen und lassen das Kind die Umgebung erkunden.

Dabei werden Sie feststellen, dass nicht alle Kinder Gras von Anfang an gut finden. Manche können mit dem neuen Untergrund nichts anfangen und trauen sich nicht darauf, andere wiederum können gar nicht schnell genug weiterkrabbeln und landen im Blumenbeet. Vor einiger Zeit berichtete eine Mutter, dass der beste Babysitter am Strand die Decke war. Dem Kind war der viele Sand unheimlich und es hat sich nicht getraut, in den Sand zu krabbeln.

Auch ein Ausflug in einen Tierpark stößt auf großes Interesse bei Ihrem Kind. Hier ist es sinnvoller, dass Kind im Buggy oder im Kinderwagen zu transportieren als im Tragetuch, da es sonst nicht so viel sehen kann. Sind Sie vor der Schwangerschaft gern wandern gegangen? Auch mit Kind ist dies kein Problem. Im Tragetuch können Sie sich unbeschwert in der freien Natur bewegen und diese auch Ihrem Kind näherbringen. Kann Ihr Kind bereits frei sitzen? Dann steht auch einer Fahrradtour nichts mehr im Wege. Ob Sie sich dafür einen Fahrradanhänger anschaffen oder das Kind lieber in einem Sitz transportieren, bleibt Ihnen überlassen. Wichtig ist nur ein Helm für Kinder und Eltern!

Natürlich bringt so ein Ausflug auch schon einmal den Rhythmus etwas durcheinander. Lassen Sie sich davon nicht stressen! Die meisten Kinder kommen damit zurecht, wenn es einmal etwas anders abläuft. Wie alles, was Sie bisher mit dem Kind gemacht machen, erfordert auch der erste größere Ausflug etwas Gewöhnung. Was muss alles eingepackt werden? Was ist praktisch und was war eher überflüssig? Aber mit der Zeit werden Sie immer mehr zum Profi. Was genau alles mitmuss, muss jede Familie für sich entscheiden. Es gibt Babys, die schlafen im Auto immer direkt ein. Eine Beschäftigung für das Auto muss also nicht eingepackt werden. Andere Babys wollen aber auch im Auto spielen, also sollte das Kuscheltier oder ein Buch auf jeden Fall mitgenommen werden.

SCHLAF

So langsam reduziert sich der tägliche Schlafbedarf Ihres Kindes. Durchschnittlich schlafen Kinder mit neun Monaten zwischen elf und vierzehn Stunden. Die meisten Kinder schlafen am Tag noch zweimal. Meistens findet ein Schläfchen am Vormittag und eins am

Nachmittag statt. Wie lange das jeweilige Kind schläft, ist unterschiedlich. Manche Kinder benötigen noch ein Schläfchen von bis zu zwei Stunden, während andere Kinder bereits nach 30 Minuten wieder fit sind. Sie merken als Eltern sehr schnell, wann die Zeit gekommen ist, dass das Baby tagsüber zu viel schläft. Fällt das all abendliche Einschlafen immer schwerer und dauert immer länger oder Ihr Baby ist morgens auf einmal viel früher wach, dann liegt es wahrscheinlich am Tagschlaf. Wie jetzt reagiert wird, ist auch von Familie zu Familie unterschiedlich. Ist es Ihnen wichtig, dass das Kind jeden Tag zur gleichen Zeit ins Bett geht und möglichst zur gleichen Zeit aufwacht?

Dann sollten Sie probieren, den Tagesschlaf zu reduzieren. Dies kann unter Umständen etwas anstrengend werden, da Sie das Baby wach halten müssen, zumindest in den ersten Tagen, danach hat es sich wahrscheinlich schnell an die Umstellung gewöhnt. Ist es für Sie auch O. K., wenn das Kind abends später ins Bett geht, dann lassen Sie es tagsüber einfach so schlafen, wie es will, und beginnen Sie das Einschlafritual etwas später. Manchmal ist jetzt auch der Zeitpunkt gekommen, an dem man dem Baby statt zwei Schläfchen am Tag einen Mittagsschlaf angewöhnen kann, dazu kann man den Vormittagsschlaf herauszögern.

Schläft das Baby immer im Auto ein, versuchen Sie, in dieser Zeit möglichst nicht morgens mit dem Auto loszufahren und alle Besorgungen auf den Zeitpunkt nach dem Mittagsschlaf zu verschieben. In der Regel ist nach sieben bis vierzehn Tagen der Schlafrhythmus umgestellt. Meistens verschiebt sich der Rhythmus mit der Zeit sowieso so, dass das Kind nur noch ein Schläfchen am Tag hält. Dieses findet dann mittags statt. Gerade jedoch bei Geschwisterkindern, die dann aus der Schule kommen, bietet es sich an, etwas in den Schlafrhythmus einzugreifen und es auf einen Mittagsschlaf zu reduzieren, damit man sich in dieser Zeit mit dem Schulkind beschäftigen kann.

Schläft Ihr Baby bereits durch? Wunderbar, genießen Sie es einfach! Viele Babys benötigen jedoch noch viel Nähe und Rückhalt der Eltern, um entspannt und ruhig durch die Nacht zu kommen. Theoretisch benötigt das Baby nun auch keine Nahrung mehr in der Nacht. Jedoch sollten Sie es zur Beruhigung ruhig weiterhin füttern bzw. stillen, damit eine entspannte Nachtruhe stattfindet.

Der zehnte Lebensmonat

Ein spannender Monat steht wieder an. Ist Ihr Nachwuchs motorisch sehr fit, fängt er diesen Monat vielleicht an, die ersten wackeligen Schritte zu laufen. Der Bewegungsdrang der Kleinen ist ununterbrochen. Robben, Krabbeln, Sitzen, Rollen, Hochziehen, all das gehört nun zum täglichen Sportprogramm Ihres Kindes. Die geistige Entwicklung steht gerade etwas zurück, da der Körper sehr auf die motorische Weiterentwicklung fixiert ist.

KÖRPERLICHE ENTWICKLUNG

Bewegung, Bewegung, Bewegung: Diesen Monat dreht sich alles ums Vorwärtskommen. Ob dies krabbelnd, an der Hand laufend, rollend oder robbend geschieht, ist ganz egal. Hauptsache, es geht vorwärts. Wenn Ihr Kind krabbelt, hat es bereits ein großes Koordinationsvermögen aufgebaut. Man darf nicht unterschätzen, dass das Krabbeln ein hochkomplexer Vorgang ist, welcher erst erlernt werden muss. Das Gehirn muss die neuen Informationen verarbeiten, um sich an die neuen Bewegungsmuster anzupassen.

Auch, wenn sich Ihr Nachwuchs bereits an Gegenständen hochzieht, sind feste Schuhe noch nicht nötig. Draußen kann man dem Kind sehr gut dicke Socken anziehen, sofern es zu kalt zum Barfuß-Laufen ist. Am besten und gesündesten für die Füße ist es tatsächlich, wenn die Kinder möglichst viel barfuß laufen. Die Füße dienen dem Gleichgewichtstraining, welcher für das Laufen immens wichtig ist. Durch Schuhe werden viele wichtige sensorische Informationen nicht an das Gehirn weitergeleitet.

Vielleicht schafft es Ihr Kind bereits, die ersten Worte zu sagen? Ganz sicher ist das Wort „nein" im Wortschatz schon vorhanden. Damit macht das Kind seinen Willen deutlich. Auch das Sprechen wird weiter geübt. Mittlerweile kann es ganze Silben und Silbendopplungen sprechen. Einige Kinder können jetzt bereits die lang herbeigesehnten Wörter Mama und Papa. Vermeiden Sie möglichst die Babysprache. Sprechen Sie einfache kurze und deutliche Sätze in normaler Tonlage. Zur Weiterentwicklung der Sprache sind Bilderbücher sehr hilfreich. Dort lernt Ihr Nachwuchs neue Wörter und Begriffe kennen. Am besten bieten sich dazu Wimmelbücher an. Dort gibt es immer etwas Neues zu entdecken.

Auch die Feinmotorik hat sich weiterentwickelt. Ein Trinkbecher mit Griffen dürfte kein Problem mehr darstellen, auch der Löffel kann mittlerweile sicher zum Mund geführt werden. Selbst winzige Staubkörner werden aufgehoben. Damit übt das Baby den sogenannten Pinzettengriff. Der Pinzettengriff beschreibt das Aufheben winziger Gegenstände mit der Fingerkuppe von Daumen und Zeigefinger.

Auch optisch findet wieder eine Veränderung statt. Die Gesichtsform und auch die Körperform strecken sich weiter. Ihr kleines Baby wird langsam ein Kleinkind.

ERNÄHRUNG

Mittlerweile hat Ihr kleiner Nachwuchs schon einige Gemüse- und Obstsorten probiert. Auch kleine Stücke Brot oder Brötchen sind als Fingerfood sehr beliebt. Auch muss der Brei nicht mehr komplett püriert werden. Kleine Stückchen sind völlig okay und fördern das Kauen. Die meisten Babys vertragen die neuen Lebensmittel sehr gut. Allerdings gibt es immer mal wieder Kinder, die Allergien oder Unverträglichkeiten entwickeln. Dies muss unbedingt mit dem Kinderarzt abgeklärt werden. Jedoch gibt es immer mal Phasen in der Beikost-Einführung, in denen sich Ihr Nachwuchs Probleme mit Bauschmerzen oder einem wunden Po hat. Lebensmittel, welche nicht gut vertragen werden, werden instinktiv vom Baby abgelehnt. Dies geschieht häufig dadurch, dass es den Mund nicht mehr aufmacht oder den Kopf wegdreht, den Teller wegschiebt oder das Gesicht verzieht. Achten Sie darauf und bieten Sie diese Lebensmittel in nächster Zeit erst mal nicht mehr an.

Hat Ihr Kind bisher keine oder nur sehr wenig Zähne, hält es das dennoch nicht vom Essen ab. Zwischen den harten Kauleisten bekommen die Kleinen das Essen wunderbar zerdrückt. Alles, was sie nicht kleinbekommen haben, wird anschließend ausgespuckt.

HERAUSFORDERUNGEN IM ZEHNTEN LEBENSMONAT

Gehen Sie gern auf den Spielplatz oder in den Park? Beobachten Sie gern andere Eltern im Umgang mit ihrem Kind? Damit sind Sie nicht allein. Meistens geschieht dies, um von anderen zu lernen. Wie verhält sich die Mutter, wenn das Kind nicht nach Hause will? Wie verhält sie sich, wenn das Kind mit Sand schmeißt? Wie reagiert sie, wenn das Kind einen Trotzanfall bekommt? Wird aus diesen Gründen beobachtet, ist alles in Ordnung.

Jedoch gibt es häufig Mütter, die beobachten, um zu gucken, ob sich das Kind genauso entwickelt wie das Kind auf dem Spielplatz. Vielleicht ist dort ein Kind genauso alt wie Ihres, aber läuft schon fröhlich hin und her oder rutscht bereits ohne Angst die Rutsche herunter. Ihr Kind sitzt allerdings noch im Kinderwagen, vom Laufen noch keine Spur und die Rutsche interessiert ebenfalls überhaupt noch nicht. Geben Sie Ihrem Kind Zeit. Jedes Kind hat sein eigenes Tempo und jedes Kind wird irgendwann laufen lernen. Auch, wenn dies erst mit fünfzehn Monaten geschieht. Vergleichen Sie nicht! Vielleicht kann Ihr Kind dafür bereits erste Wörter sagen oder schläft abends problemlos ein, während das Spielplatzkind abends eine lange Einschlafbegleitung benötigt.

Absolut untersagt ist es, andere Mütter darauf hinzuweisen, was das eigene Kind schon kann und welche Defizite man bei dem anderen Kind festgestellt hat, oder mit anderen darüber zu lästern, wie sich die jeweilige Mutter verhält. Kommentare wie „Sie arbeitet schon wieder, bei so einem kleinen Kind" „Das Kind tanzt ihr aber auf der Nase herum" „Wieso gibt Sie überhaupt die Flasche?" möchte keine Mutter hören. Leider lässt sich diese Liste endlos fortsetzen.

Diese Sätze kommen leider nicht nur von Fremden, sondern auch im eigenen Freundes- und Verwandtenkreis wird das Verhalten der Mütter genauestens beobachtet. Hier müssen wir uns immer nur wieder bewusst machen, wir sind alle nicht die perfekten Mütter! Wir geben unser Bestes und das jeden Tag. Und das nicht nur in der Erziehung, sondern auch im Job, im Haushalt und in der Beziehung zu unserem Partner. Alles muss unter einen Hut gebracht werden. Aber wir sind keine Experten für andere Familien. Jede Familie muss ihren Weg finden, wie sie mit bestimmten Situationen umgeht. Wie viel schöner wäre es, wenn wir in Stresssituationen jederzeit um Hilfe und Unterstützung bitten könnten, statt zu wissen, dass einem diese Stresssituation als Schwäche ausgelegt wird. Wir Mütter müssen uns gegenseitig unterstützen, statt zu beurteilen.

Der elfte Lebensmonat

So langsam neigt sich das erste Babyjahr dem Ende entgegen. Seien Sie nicht traurig, dass sich Ihr winziges Neugeborenes nun immer mehr zu einem Kleinkind verändert. Es wartet weiterhin eine tolle, spannende Zeit auf Sie, die Sie in vollen Zügen genießen sollten.

KÖRPERLICHE ENTWICKLUNG

Sie haben mittlerweile ein kleines Energiebündel im Haus. Die Kleinen brauchen viel Freiraum, aber auch

genauso lange Kuscheleinheiten mit Mama und Papa.
Bei manchen Babys hat die Fremdelphase nun geendet,
andere stecken noch mittendrin. Auch das ist von Kind
zu Kind unterschiedlich. Durch die Bewegung wird Ihr
Kind an den Armen und Beinen langsam schmaler, der
Babyspeck verschwindet immer mehr. Die Muskeln
werden weiter trainiert und ausgebildet. Leider bleiben
kleine Blessuren und blaue Flecken nicht aus. Bedenken Sie, dass alle bisherigen Übungen Ihr Kind weiter
zum nächsten Entwicklungsschritt geführt haben.

GEISTIGE ENTWICKLUNG

Ihr Kind ist mittlerweile begeistert, was es selbst alles
schon machen kann. Dabei sind Knöpfe der Fernbedienung, die Lichtschalter oder auch die Schalter am
Backofen oder am Herd beliebt. Es freut sich einfach
über das Licht oder die Töne, die dabei entstehen. Verstärkt ahmt das Baby das Verhalten der Eltern nach.
Dabei handelt es sich oft um einfache Dinge, wie zum
Beispiel das Öffnen von Schubladen oder das Ausräu-
men dieser. Das Ein- und Ausräumspiel ist jetzt sehr
beliebt. Dabei wird vom Baby fast alles genutzt: die
Schubladen mit den Plastikschüsseln, die Wäsche aus
den   Wäschekörben,   das   Bücherregal,   Papas

Werkzeugkiste, ... diese Liste lässt sich endlos weiterführen. Das Baby will einfach bei den Alltagsdingen helfen und unterstützen. Auch ein Spielzeugtelefon ist jetzt sehr beliebt, da es oft sieht, wie die Eltern telefonieren, und auch dies nachahmen will.

Oft sind die Kinder in dieser Phase aber auch sehr anhänglich, da sie merken, dass sie sich immer mehr von den Eltern entfernen können. Ein Baby, was zu dieser Zeit stark nach Nähe sucht und nicht mehr von der Bezugsperson weicht, wird wahrscheinlich bald den nächsten Schritt in der Entwicklung machen. Oft wird auch Trost und Geborgenheit beim Kuscheltier oder der Kuscheldecke gesucht, da diese ebenso emotionalen Halt geben können wie die Eltern. Gerade, wenn die Eltern nicht greifbar sind, helfen diese Gegenstände dem Kind.

C H A R A K T E R E N T W I C K L U N G

Bei manchen Babys zeigt sich der Charakter bereits kurz nach der Geburt, bei anderen wiederum lässt sich der Charakter erst nach und nach feststellen. Manche Kinder sind temperamentvoll, andere eher schüchtern. Es gibt geduldige und ungeduldige Babys. Der Charakter entwickelt sich ständig weiter.

Drei Dinge lassen sich aber bereits im elften Lebensmonat feststellen: die Kontaktfreude, der Bewegungsdrang und die Gefühlsregung. Ein Teil dieser Eigenschaften ist bereits angeboren und von den Eltern vererbt worden, der andere Teil entsteht durch Erziehung, Vorbild und Erfahrungen.

Je nachdem, welche sozialen Erfahrungen das Kind macht, entwickelt sich die Persönlichkeit. Aber aus einem introvertierten Baby wird wahrscheinlich kein extremes extrovertiertes Kind. Natürlich lässt es sich lernen, selbstbewusster auf andere zuzugehen, aber es wird wahrscheinlich niemals eine „Rampensau". Jedoch haben wir die Möglichkeit, die Persönlichkeit unserer Kinder zu stärken. Das Wichtigste ist dabei, dass wir akzeptieren, dass die Kinder keine reine Kopie unseres Ichs sind. Es sind eigenständige Personen und so müssen wir sie auch akzeptieren. Das sollten Sie Ihrem Nachwuchs auch immer zeigen. Zeigt sich zum Beispiel, dass das Kind sehr gut malen kann, sollte dieses Talent gefördert werden, auch wenn man als Elternteil dies uninteressant findet. Damit ist nicht gemeint, dass es gleich in der Kunsthochschule angemeldet werden soll, aber als Elternteil kann man vielleicht verschiedene Materialien anbieten, womit gemalt werden kann.

Ein weiterer Baustein der Persönlichkeitsstärkung ist, dass Sie als Eltern akzeptieren, dass das Kind Schwächen hat. Die hat jeder von uns! Sollten es zum Beispiel sehr schüchtern sein, hilft es dem Kind nicht, wenn Sie es ständig dazu ermutigen, die Schüchternheit zu überwinden. Das löst nur Stress und Unwohlsein im Kind aus. Ebenfalls wichtig zur Entwicklung der Persönlichkeit ist, den Kindern zu zeigen, dass man Sie so annimmt, wie sie sind. Auch, wenn uns das Verhalten der Kinder manchmal stört.

Damit kommen wir schon zum nächsten Punkt. Es ist uns Eltern natürlich erlaubt und es muss auch sein, dass dem Kind Grenzen aufgezeigt werden. Damit können bestimmte Verhaltensweisen gemeint sein oder auch die klare Ansage, wie weit sie sich mit dem Laufrad entfernen dürfen. Im Kindergartenalter zeigt sich der komplette Charakter und erst mit 30 Jahren ist er komplett ausgereift.

Der zwölfte Lebensmonat

Wissen Sie noch, wie sich vor einem Jahr gefühlt haben? Wahrscheinlich sehr schwanger und voller Ungeduld und Spannung, was auf Sie zukommt. Haben Sie sich das Leben mit Baby so vorgestellt? Gab es Situationen, die Sie komplett überrascht haben? Lassen Sie mal Revue passieren, was sich alles im letzten Jahr verändert hat.

KÖRPERLICHE ENTWICKLUNG

In den letzten zwölf Monaten hat sich viel bei Ihrem Baby verändert. Es ist von einem hilflosen Neugeborenen zu einem Kleinkind herangewachsen. Das Gewicht hat sich ungefähr verdreifacht und auch der Körper und die Proportionen haben sich verändert. Mittlerweile kann Ihr Baby sicher an Möbeln stehen. Es greift selbstsicher nach Gegenständen, die auf einem Tisch oder auf dem Boden liegen. Vielleicht läuft ihr Nachwuchs auch bereits mit ersten wackeligen Schritten durch die Wohnung oder an Ihrer Hand. Das freie Stehen, ohne sich festzuhalten, beginnt erst später. Sobald das Kind nicht mehr laufen will oder kann, lässt es sich einfach auf seinen Hintern fallen.

Auch Treppenstufen lösen eine große Faszination auf Ihr Kind aus. Krabbelnd sollte das Kind in der Lage sein, die ersten Stufen zu überwinden. Dies kann das Kind sowohl vorwärts als auch rückwärts. Es muss aber erst lernen, dass man Treppenstufen rückwärts herunter krabbelt. Bitte bleiben Sie immer dabei!

GEISTIGE ENTWICKLUNG

Auch die Sinne haben sich weiterentwickelt. Es beherrscht nun das Richtungshören. Damit ist gemeint, dass es sich dorthin umdreht, aus welcher Richtung die Geräusche kommen. Auch das räumliche Sehen ist nun voll ausgebildet und hilft Ihrem Kind dabei, sich zurechtzufinden. Mittlerweile hat Ihr Kind viele Geschmäcker und Gerüche aufgenommen. Diese entwickeln sich immer weiter. Es zeigt, dass bestimmte Lebensmittel, die vorher der Renner waren, auf einmal unbeliebt sind. Dadurch, dass sich der Tastsinn weiterentwickelt hat, endet die orale Phase. Das Kind steckt sich nicht mehr alles in den Mund, sondern erfühlt mit den Händen die verschiedenen Oberflächen der Gegenstände. Der Gleichgewichtssinn ist der, der noch am meisten trainiert werden muss. Dies geschieht jedoch automatisch, da Ihr Nachwuchs weiter fleißig das Laufen übt.

Das Kind kann nun auch nach Gegenständen suchen, die es nicht direkt sieht. Es hat verstanden, dass Dinge, die es nicht sieht, nicht verschwunden sind. Auch hat das Kind mittlerweile verstanden, dass Gegenstände einen Schwerpunkt haben. Werden die Bauklötze nicht korrekt aufeinandergestapelt, fällt der

Turm um. Weiter kann das Kind sich an Melodien erinnern und liebt es, sich zur Musik zu bewegen.

HERAUSFORDERUNGEN IM ZWÖLFTEN LEBENSMONAT

Die Autonomiephase startet zwar erst richtig im 2. Lebensjahr, aber bereits jetzt zeigen einige Kinder eindeutig, was sie wollen bzw. was sie nicht wollen. Früher nannte man diese Phase Trotzphase. Mittlerweile wird der Begriff Autonomiephase verwendet, da dieser nicht so negativ besetzt ist. Auch, wenn es anstrengend ist, ist dies ein wichtiger Entwicklungsschritt Ihres Kindes.

Das Kind versucht sehr schnell, möglichst viele Alltagssituationen selbstständig zu erlernen oder zu bewältigen. Das klappt immer nur bedingt und das ist das große Problem. Oft werden die Kinder dann „trotzig", weil etwas nicht klappt. Hier kann man als Eltern nur unterstützen und anbieten, das Problem gemeinsam zu lösen. Oft befinden sich die Kinder dann in einem Tunnel und wollen keine Hilfe annehmen. In diesem Fall kann man versuchen, das Kind in den Arm zu nehmen, um es zu beruhigen. Manche Kinder wollen dies jedoch nicht. Dann bleiben Sie in der Nähe, bis es bereit ist, auf Sie zuzukommen.

Oft bricht die Phase auch aus, wenn Sie etwas von dem Kind wollen. Das können Kleinigkeiten wie eine neue Windel sein. Das Kind ist aber gerade zum Beispiel sehr konzentriert mit den Bauklötzen am Spielen und will dieses Spiel nicht unterbrechen. Hilfreich ist es dann, wenn Sie dem Kind ankündigen, was Sie als Nächstes tun wollen. „Sobald der Turm einmal aufgebaut ist, wickeln wir!" Klare, einfache Sätze helfen hier weiter. Weigert sich Ihr Kind trotzdem mitzumachen, gehen Sie spielerisch an die Sache heran.

Ein großer Balanceakt ist es, dem Kind Grenzen zu setzen. Auch das gehört mit zur Autonomiephase und zur Entwicklung. Man möchte dem Kind gern seinen Willen lassen und beim Ausprobieren unterstützen. Immer ist dies jedoch nicht möglich. Das Kind versteht nun schon sehr gut, was das Wort „Nein" bedeutet. Wenn Ihr Kind bei kleinen Dingen mitentscheiden darf und sich aktiv einbringt, wird die Kommunikation mit den Kindern erleichtert. Es freut sich, dass es mitentscheiden darf, und fühlt sich verstanden.

Herstellung und Verlag:
BoD – Books on Demand, Norderstedt
ISBN: 9783755770046

© Anne Döring 2021
1. Auflage
Kontakt: Psiana eCom UG/ Berumer Str. 44/ 26844 Jemgum
Covergestaltung: Fenna Larsson
Coverfoto: depositphotos.com